# SUPPRESSION

D'UN

## COMMERCE DE DROGUES.

IMPRIMERIE DE DUCESSOIS,
Quai des Augustins, 55.

# SUPPRESSION

D'UN

## COMMERCE DE DROGUES

ORDONNÉE

PAR JUGEMENT DU TRIBUNAL DE CORBEIL.

---

## QUESTIONS
## DE MÉDECINE LÉGALE

PAR M. VIALLE,

DOCTEUR-MÉDECIN.

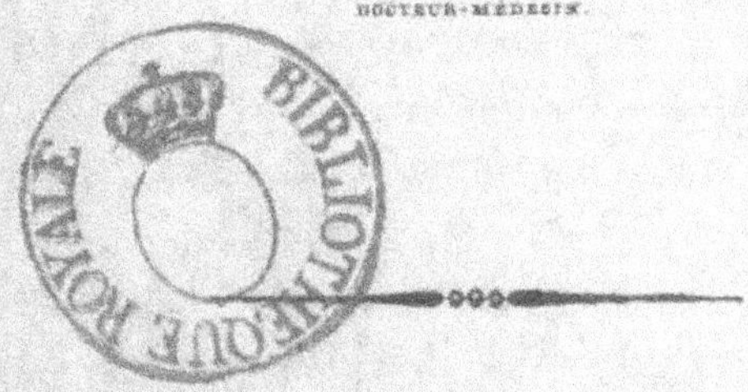

PARIS.

MADEMOISELLE DELAUNAY, LIBRAIRE,

PLACE ET VIS-A-VIS L'ÉCOLE DE MÉDECINE.

---

1831

# QUESTIONS

DE

# MÉDECINE LÉGALE

---

## PREMIÈRE QUESTION.

*Le médecin qui connaîtrait des empoisonnemens par suite de contravention aux lois sur l'exercice de la pharmacie, doit-il en donner avis à l'autorité, soit administrative, soit judiciaire?*

Un épicier, tout au plus herboriste, tenait une sorte de pharmacie et délivrait arbitrairement, ou d'après un médecin avec qui il était en rapport, toute espèce de médicamens, même des poisons. Chez lui, plusieurs communes se fournissaient de *médecines* (vomitifs et purgatifs), dont l'usage était ici une vraie routine dans toutes les maladies, et même à l'occasion des plus légères indispositions. Des principes de l'ancienne école, les idées du trop fameux Leroy, ou même un but d'intérêt, avaient exagéré cette habitude banale d'évacuer *l'humeur*, que l'on accuse vulgairement, quoique bien injustement, d'être la cause de tant de maux (1). De là résultaient divers genres d'accidens.

Il m'était arrivé parfois de déclarer que c'était au marchand de drogues, ou à son agent de commerce, que je devais les cas les plus graves de ma pratique, l'avantage par conséquent d'avoir un exercice médical plus étendu et moins monotone; que les maladies étant ordinairement peu intenses et assez identiques, ces cas *extra-naturels* me procuraient d'heureuses occasions pour opérer

---

(1) Je crois néanmoins que la cause des maladies est souvent dans les humeurs, et qu'il ne faut que rendre plus rationnel l'emploi des purgatifs. Dans le volume XIV des *Annales de la médecine physiologique*, j'ai exposé mes idées sur la dépuration biliaire et sur l'utilité des évacuans. Je tiens d'autant plus à cette théorie, qu'il m'est démontré aujourd'hui que les fièvres intermittentes, lorsqu'elles sont produites par l'influence de gaz délétères, ne guérissent en général que par des évacuations bilieuses. Les saignées, les sangsues, si efficaces contre ces maladies, lorsqu'elles tiennent à d'autres causes, augmentent presque toujours l'intensité des accès *miasmatiques*. Il faut pourtant recourir aux évacuations sanguines, lorsqu'il s'agit de combattre la rémittence ou quelque point permanent d'irritation; mais il faut plus de prudence, sous un tel mode d'origine, et l'on doit, aussitôt que le permet l'irritabilité, alors instantanément variable, des voies digestives, ordonner le sulfate de quinine, si l'intensité des accès peut inspirer des craintes, ou plutôt en général les vomitifs et les purgatifs, qui ont l'avantage de guérir presque aussi sûrement, sans exposer autant aux rechutes que l'anti-périodique par excellence

quelques-unes de ces guérisons dont le public est particulièrement frappé; que, quant aux accidens mortels, je n'en pouvais pas être responsable, ne m'étant point engagé à réparer toutes les fautes d'autrui. J'avais donc des raisons, disais-je, d'être très-reconnaissant envers les hommes *à médecines*, qui, de leur côté, ne l'étaient guère à mon égard. Cependant ces idées, que j'avais émises avec l'intention de prémunir contre le danger des drogues et contre le système de purger toujours, amenèrent naturellement d'autres réflexions. Les accidens que je signalais, et dont je déclarais tirer avantage, se liaient à une contravention aux lois. L'autorité judiciaire pouvait faire cesser ce délit : cela éclairerait le public ; et, si l'on ne pouvait ôter à celui-ci sa funeste crédulité en faveur de la super-évacuation bilioso-excrémentitielle, on lui enlèverait au moins la confiance que lui inspirait une apothicairerie déjà ancienne, qu'il devait croire autorisée. N'était-il pas de mon devoir de communiquer à l'autorité ces réflexions, en gardant le silence sur des événemens fâcheux, que l'on pouvait peut-être prévenir, et dont je profitais ? N'étais-je pas complice, plus coupable même que celui qui avait au moins à alléguer son ignorance ? Voilà le cri de la conscience ; mais, sur ce point, la loi n'est pas muette, et l'article 30 du Code d'instruction criminelle est ainsi conçu :

« Toute personne qui aura été témoin d'un attentat, soit contre la sûreté publique, soit contre la vie ou la propriété d'un individu, sera pareillement tenu d'en donner avis au procureur du roi, soit du lieu du crime ou délit, soit du lieu où le prévenu pourra être trouvé. » L'on sait du reste que de nombreuses circulaires administratives réclament des médecins leurs avis relativement à la santé publique, et leur imposent par conséquent le devoir de transmettre à l'autorité les renseignemens qu'ils croient utiles.

J'avais déjà fait ces réflexions. Déjà j'avais eu occasion de dénoncer à un maire, comme empoisonnée, une jeune femme morte trente-six heures après l'administration du purgatif Leroy, dans le début d'une gastrite, lorsque le cas suivant se présenta.

## FAIT PRATIQUE.

Je fus appelé, le 18 décembre 1829, pour voir Mademoiselle C.... âgée de 20 ans, nièce et fille adoptive de Monsieur et Madame L....., et demeurant avec eux dans les environs de Corbeil.

Cette fille, née dans la Haute-Loire, douée d'une heureuse constitution, avait depuis quelque temps peu d'appétit et des règles moins abondantes, par suite probablement d'un peu d'ennui, ainsi que du changement de climat et de régime. Le 1er décembre, se trouvant aux approches de la menstruation et un peu plus indisposée, elle consulta un médecin, qui visitait sa tante, madame L...., malade dans ce moment. Ce médecin prescrivit un vomitif qui opéra plusieurs évacuations et détermina l'apparition des règles. La prétendue malade se trouva alors guérie ; mais malheureusement, le 6 décembre , son médecin revient la voir : il la trouve à table , mangeant avec beaucoup d'appétit ; il prétend que la guérison a été trop prompte , qu'il ne faut pas s'arrêter à une première médecine , et, en conséquence, il prescrit un purgatif. Mademoiselle C.... résiste , elle objecte son état menstruel : le docteur répond que ce n'est pas une contre-indication ; qu'il ne lui donne d'ailleurs qu'une *médecine d'enfant*. Ce *doux minoratif* est pris le 7 de grand matin.

Aussitôt il se déclare des vomissemens très-violens, qui ne cessent pas , ainsi que des coliques extrêmement vives : il n'y a point de selles, les règles sont arrêtées, plus de sommeil, souffrance continuelle.— On court au médecin ; mais celui-ci, mal disposé sans doute, ou ne sachant que faire, reste quelques jours sans venir. Enfin il revient, mais c'est pour ordonner une potion , puis encore une autre, et des pilules , ce qui ne fait qu'accroître les accidens. Ces symptômes persistent sans interruption et en s'aggravant de plus en plus depuis le 7 jusqu'au 18, jour où je fus appelé , dans l'après-midi.

A mon arrivée, le médecin qui m'avait précédé se retira fort en colère. Il venait de déclarer que la maladie était incurable ; que c'était *une altéra-tion du foie ou le pylore.*

Je trouvai la malade éprouvant, tous les demi-quarts-d'heure environ, des secousses effroyables de vomissement, et vomissant la bile, le sang, les excrémens. A chaque attaque de vomisse-ment, on voyait en quelque sorte l'ensemble des intestins et les muscles abdominaux y participer : une espèce de boule, distincte à la vue et au tou-cher, se formait dans la région cœcale, tour-noyait dans l'abdomen ; la malade poussait alors des cris déchirans, et le vomissement s'opérait. Aucune selle n'avait eu lieu depuis l'apparition de ces accidens, et les excrémens qui étaient vomis depuis cette époque laissaient à la bouche un goût détestable. La langue était très-rouge, à gerçures profondes, recouverte en partie d'une couche brunâtre ; le pouls était faible, intermit-tent, la voix très-basse, la peau presque froide. Cette malade semblait toucher à une fin pro-chaine.

Le diagnostic et le pronostic que je portai ayant rapport aux conséquences de l'observation, j'exposerai d'abord le traitement que j'employai, et ses résultats. — Eau de gomme édulcorée, lait étendu d'eau, aromatisé légèrement ; liniment narcotique sur l'abdomen ; bain tiède prolongé et conditionnel ; si les forces le permettaient, à la sortie du bain, dix sangsues sur la région du cæcum. Tous ces moyens furent employés

Le 19, il y avait un mieux sensible. Les vomissemens étaient plus rares, les coliques moins vives ; il y avait eu quelques instans de sommeil ; mais la soif était forte, ainsi que la chaleur à l'épigastre. — Dix sangsues sont appliquées sur ce point ; lavemens émolliens et autres moyens ci-dessus.

Le 20, les vomissemens ont encore diminué, mais les coliques sont assez fortes. — Dix sangsues à l'anus ; mêmes moyens.

Le 21, les vomissemens avaient cessé ; des vents avaient passé par bas pendant le bain. Alors seulement j'assurai la probabilité de la guérison.

Le même jour, un bain pris trop froid, par une faute de la garde-malade, faillit être funeste ; mais ce danger fut encore conjuré.

Le 25, la première selle eut lieu, et la convalescence fut confirmée. Toutefois, mademoiselle C... fut obligée long-temps encore de s'en tenir à la diète lactée et aux fécules ; pendant long-temps, le bouillon gras ne pût être supporté : il déterminait un malaise général avec chaleur à l'épigastre. Il a fallu huit mois de régime, et un voyage avec séjour de cette jeune personne dans son pays natal, pour obtenir une guérison complète. — Il ne reste aujourd'hui d'autres suites de cette maladie, qu'une apparition fréquente de taches cuivreuses sur la peau du visage.

## CONSÉQUENCES.

Après avoir constaté l'état de cette malade, dans ma première visite, je demandai que le médecin qui l'avait traitée jusqu'alors se joignît à moi pour lui continuer des soins et partager la responsabilité qui me paraissait fort difficile, quoique j'assurasse beaucoup d'espoir. Mais, dans ce moment même, ce médecin faisait réclamer ses honoraires, et témoignait une violente irritation, de ce qu'on m'avait appelé. Cette conduite me parut intolérable ; elle tendait à rejeter sur moi les conséquences d'un traitement extravagant et atroce : l'on avait, il est vrai, déclaré la maladie mortelle ; mais les contradictions sont permises.

Alors, je sentis que je n'avais plus à garder cette sorte de ménagement que l'on doit à un confrère estimable dont on reconnaîtrait l'erreur, et je fus libre d'exprimer toute ma pensée. Le mot *empoisonnement* pouvait seul me faire comprendre. Je déclarai donc que, dans nos climats, et surtout dans la saison hivernale, la gastro-entérite ne se montre jamais sous cette forme et à ce degré d'intensité que lorsqu'elle est l'effet des poisons (1) ; que les purgatifs ordinaires,

____

(1) Le terrible *Choléra-Morbus*, qui est de toutes les latitudes et de toutes les saisons, ne prouve pas contre l'assertion que j'émets

même donnés mal à propos, ne produisent pas habituellement des accidens aussi violens, et qu'on avait nécessairement administré fort imprudemment ces drastiques véhémens, qui sont en effet des poisons.

Sur ma demande, M. L... écrivit à l'épicier droguiste, « qu'il voulût déclarer *quelle espèce de médicamens* il avait livré pour sa nièce, M^elle C...; qu'un véritable empoisonnement en étant résulté, il importait au médecin qui traitait maintenant la malade, qu'il importait pour le salut de celle-ci, de pouvoir se procurer les renseignemens les plus précis à cet égard. » J'écrivis moi-même aussi à cet épicier, et lui déclarai que, des faits analogues se répétant assez souvent, ma conscience ne me permettait plus de garder le silence ; que j'allais en instruire le procureur du roi, si l'on n'avait pas de raisons pour me persuader que je n'y étais nullement obligé, et si l'on ne me mettait pas à l'abri de tout soupçon de culpabilité. — Les porteurs de ces lettres ne rapportèrent en réponse que de grossières injures contre moi.

---

ici, parce que cette maladie est un empoisonnement miasmatique, d'après l'opinion de la plupart des épidémistes, comme dans celle des épidémi-contagionistes. Je fais abstraction, en admettant cette étiologie, des causes politiques de ce fléau redoutable : car, on le sait, il sévit surtout sur les peuple esclaves ; il ménage beaucoup ceux qui font leurs révolutions, et ceux qui nourrissent seulement des idées de liberté ; enfin, il fait surtout des progrès, lorsqu'à la révolution succède cette espèce de *tranquillité* qui règne aujourd'hui à Varsovie.

Alors je m'adressai au procureur du roi : ce n'était plus seulement un devoir pour moi; c'était une nécessité, car on parlait de me citer devant le tribunal, pour avoir caractérisé cette maladie par un mot qui en expliquait la création, et à cause aussi des moyens nouveaux que j'employais, dans le double but de guérir la malade et de couvrir ma responsabilité.

Le procureur du roi demanda quelques informations au maire de la commune, et celui-ci, voulant défendre l'épicier, aggrava sans doute ses torts, en déclarant : « que depuis dix-huit ans, avec un diplôme d'herboriste, il vendait des médicamens, sans que personne s'en fût plaint jusqu'à cette époque. » Sur cette réponse, l'officier public fit immédiatement saisir et enlever la pharmacie illégale.

Cette saisie souleva de nouveaux motifs d'accusation et rendit ma dénonciation contre l'épicier bien plus accablante que je ne l'avais voulu. Un pharmacien de Corbeil, envoyé avec huissier et gendarmes pour cette saisie, déclara avoir trouvé toute sorte de drogues dans un grand désordre; les substances vénéneuses, au lieu d'être tenues séparément, ainsi que la loi l'ordonne, étaient au contraire placées pêle-mêle avec des médicamens d'un usage journalier; le désordre avait même augmenté progressivement, car, dans les premières années, on tenait un registre des poisons que l'on vendait, et ce registre n'existait

pas ou était très-incomplet, dans les dernières
années. D'après ce rapport, l'épicier fut con-
damné, en vertu des articles 34 et 35 de la loi du
21 germinal an XI, à 3,000 francs d'amende
et à la suppression de sa pharmacie. Dans mon
rapport, au contraire, quoique j'eusse accusé
des empoisonnemens, j'avais insisté sur ce point :
que ces empoisonnemens étaient le fait de la doctrine d'un médecin, et, par conséquent, inatta-
quables ; que la liberté la plus entière est le droit
de l'homme qui cherche consciencieusement à
guérir ses semblables, sans que jamais il doive
être juridiquement responsable de ses erreurs ;
que c'était à la raison publique et non aux tribu-
naux de faire justice des fausses doctrines, et de
tâcher de s'en préserver (1). Je n'accusais pas
l'épicier de donner des poisons, en exécutant
l'ordonnance d'un médecin ; mais je requérais,

---

(1) On pourrait m'objecter que le public, pour faire un choix
éclairé de ses médecins, devrait donc être plus médecin qu'eux ;
par conséquent que je suppose l'impossible. Je réponds que les choix
du public doivent surtout s'établir sur des succès dont il est facile
de juger. Il y a, par exemple, une si grande différence entre la
pratique des médecins de la nouvelle école, et la pratique des médecins qui tiennent à d'autres principes, que ces derniers, quelque
entêtés qu'ils soient, se voient bientôt forcés, par la clameur publique,
d'imiter les méthodes de leurs voisins. Mais une imitation n'est pas
véritablement l'application d'une doctrine ; et le public, qui pourtant
est assez bon juge, s'y laisse tromper. Il n'est donc que trop vrai que
l'on reconnaît difficilement la science.

contre lui, l'application de l'article 33 de la loi précitée, c'est-à-dire 5oo francs d'amende, comme débitant des composés pharmaceutiques. Faire cesser cette contravention, que l'on n'aurait pas dû souffrir aussi long-temps, était, disais-je, le seul moyen dont le tribunal dût user pour éclairer le public et le protéger contre les dangers auxquels il est exposé.

Le tribunal trouva des motifs pour être plus sévère que je ne voulais; mais le ministère de Charles X, dans le temps même qu'il méditait ses ordonnances sanguinaires, fit grâce des 3,ooo fr. d'amende. Ce ministère avait-il raison? Le tribunal avait-il été trop sévère? c'est ce que je n'examinerai pas; mais j'ai droit de m'étonner qu'ayant réclamé un terme moyen (je ne sais si c'était un *juste-milieu*), j'aie été le seul blâmé. Apparemment parce que j'étais le plus faible, on m'a attaqué, sans rien reprocher au tribunal, ni au ministère, dont l'un ou l'autre était nécessairement plus coupable que moi, si, toutefois, quelqu'un a mérité des reproches. Ce serait là une lâcheté de la part de mes accusateurs; mais ils m'ont jugé sans m'avoir entendu, et je ne leur reproche qu'une injustice.

A peine ce jugement fut-il connu, que, de toutes parts, on se déchaîna contre moi, qui, *par devoir et parce que l'on m'y forçait*, avais demandé une amende de 5oo francs, lorsque le tribunal en avait imposé une de 3,ooo. On chercha à faire voir en

moi un homme méchant et un vil dénonciateur.
— On sait que sous les gouvernemens oppres-
seurs, lorsque des hommes magnanimes tentent
de délivrer les nations d'un joug avilissant, si,
comme il n'arrive que trop souvent, ces héros de
la liberté sont dénoncés par des Séides de la
tyrannie, ceux-ci restent alors justement flétris
de la haine et du mépris publics. Mais quelle ana-
logie veut-on établir entre le vil esclave des tyrans
et l'homme qui, dans l'intérêt de la liberté ou du
bien public, dénonce ouvertement l'infraction des
lois? Cette dernière dénonçiation est nécessaire;
elle est commandée par les lois et les mœurs.
C'est elle qui a sauvé nos libertés, nos droits civils
et politiques; car elle est l'arme qu'emploient les
feuilles périodiques, les écrits divers qui dénon-
cent tous les jours les abus, les envahissemens du
pouvoir, les tendances perfides, la trahison, etc.
Entre cette dénonciation méritoire et la délation
vile et odieuse, il y a la même différence qu'entre
le bien et le mal. Eh! qui pourrait vouloir con-
fondre ce qu'il faut nécessairement distinguer, si
ce n'est ces hommes pervers qui poursuivent sans
cesse l'homme de bien, parce que la vertu est leur
supplice; ces calomniateurs infâmes dont la conduite coupable n'a d'autre but que de maintenir
l'ignorance, la misère et les vices qu'ils exploi-
tent?

Ce ne sont pas les médecins de l'école physiologique que l'on convaincra d'une immoralité haï-

neuse ou intéressée. Ces médecins ont fait leurs preuves, par cela seul qu'ils sont de la nouvelle école : c'est la philantropie, c'est l'intérêt de l'humanité qui leur a fait proclamer une doctrine qu'ils savent bien être opposée à leur intérêt matériel. Un principe de vertu est fortement empreint dans leur âme, et tous leurs actes en sont la conséquence. Leur récompense sera l'estime de tous les hommes sensés et honnêtes : c'est là le bien qui ne leur échappera pas. Eh ! que leur importe, après cela, le venin de la médisance ou de la calomnie ? que leur importe même la séduction de l'ignorance ? Certes, on doit désirer d'avoir le moins possible de ces ennemis ; mais l'on peut aussi s'enorgueillir de les avoir (1).

---

(1) Un fait, entre bien d'autres, peut donner une idée du degré où est parvenu, en certains lieux, ce détestable esprit de médisance et de calomnie, qui vient attrister l'homme honnête et rend si méprisable à ses yeux une classe de personnes dont il s'estime heureux de pouvoir s'isoler, lors même qu'il ne craindrait pas les diffamateurs. Voici ce fait : jamais, dans ces lieux de méchanceté, une fille, en âge de se marier, ne devient malade, sans qu'il se répande aussitôt un bruit de grossesse ou d'avortement. Un tel fait peut concourir à faire apprécier la valeur de la basse société. Le sujet de l'observation ci-dessus n'a pas manqué de subir cette calomnie, comme toutes les personnes de son âge et de son sexe qui ont le malheur de tomber malades, dans le même pays. La publicité est peut-être le meilleur moyen de déjouer cette méchante habitude, en déversant sur ceux qui la suivent le mépris dont ils cherchent à couvrir la vertu. Au reste, il est consolant de penser que, partout, la multitude veut le bien, et qu'elle est toujours moins coupable qu'elle n'est égarée par quelques meneurs.

# DEUXIÈME QUESTION.

*Lorsqu'un médecin ou un pharmacien ont prescrit ou livré des médicamens dont il semble être résulté des accidens graves, n'est-il pas de leur devoir de déclarer quels sont ces médicamens au médecin consultant qui le demanderait ?*

Sans doute c'est là un devoir ; car la guérison du malade peut dépendre de cette déclaration : mais la loi est nulle à cet égard. Ne devait-elle pas prévoir jusqu'où la colère et l'envie peuvent porter la déloyauté, par un silence dédaigneusement affecté ? Ce silence est un crime , pourtant ; car, le mal que l'on a pu produire involontairement et en droit, on cherche volontairement, par ce silence, à empêcher qu'un autre ne puisse le guérir, ce qui est contre le droit ; enfin , par ce silence, on tend à porter sur autrui les résultats de ses propres fautes, et à se délivrer ainsi d'une responsabilité que l'on doit au moins partager. Au lit de son malade, le médecin doit prouver qu'il n'a pas d'autre passion que celle de le guérir : jamais, s'il est consciencieux , il ne redoutera les lumières d'un confrère. On ne peut alléguer ici l'opposition des doctrines : dans une question de bonne foi , les doctrines ne sont rien. Il sera toujours vénérable, le praticien qui viendra vous exposer même des fautes, en accusant l'autorité de Boerhaave, de Sydenham ou de Baglivi ; mais, j'en demande pardon à ces médecins blanchis de la poussière des livres, ce n'est pas pour eux que j'écris.

Beaucoup de malades ne sont pas aussi heureux que mademoiselle C... Beaucoup manquent d'indépendance, ou sont trop faibles pour prendre une détermination qui pourrait les sauver. Pour que ces victimes ne demandent pas une consultation, on répondra de la guérison jusqu'à la mort ; on les intimidera par tous les moyens possibles, et si, malgré cette tyrannie d'un nouveau genre, on ne peut les empêcher d'implorer d'autres lumières, on aura grand soin de ne pas laisser connaître ses ordonnances : tels sont les moyens que peuvent employer des hommes esclaves d'ignobles passions, ou exposés à perdre leur raison par l'abus des alcooliques (comme on en voit quelques-uns dans notre noble profession), et qui ont des motifs, par cela même, de laisser ignorer et le genre de médicamens qu'ils emploient, et les doses auxquelles ils les administrent. Si, dans une profession honorable, une telle conduite ne devait pas être extrêmement rare, elle devrait fixer l'attention des législateurs. Il suffit à mon but de l'avoir signalée (1).

_________________

(1) Dans une question de droit, je ne suis astreint à d'autres

# TROISIÈME QUESTION.

*Lorsqu'un médecin déclare que des accidens sont résultés d'une administration de médicamens, et qu'il demande, dans l'intérêt de ses malades, qu'on lui fasse connaître l'espèce de ces médicamens et les circonstances de leur administration, les personnes qui, pouvant faire cette déclaration, s'y refuseraient, n'encourent-elles pas l'application des articles 319 et 320 du Code pénal, ainsi que l'action civile ou réparation de dommages ?*

La loi ne peut se taire, lorsqu'il s'agit d'un attentat possible à la vie des hommes. Ainsi, si elle ne s'exprime pas formellement sur une déclaration nécessaire, commandée par la délicatesse, elle doit assimiler à l'homicide ou aux blessures involontaires les accidens que l'on pourrait attribuer à cette non-déclaration. S'il en est ainsi,

---

réticences qu'à celles qui seraient personnelles. On dira : mais l'opinion publique fait justice de ces cas. Je réponds que cette opinion admet quelquefois qu'un homme est plus capable alors qu'il a perdu sa raison; que cette opinion ne sait pas même s'affranchir d'un esclavage dans lequel la plongent des hommes qui n'ont aucun pouvoir de droit. Il importe donc que cette opinion soit dirigée vers ses vrais intérêts par qui peut y parvenir.

n'a-t-on pas usé de beaucoup de modération et d'indulgence à l'égard des auteurs de la maladie de la demoiselle C....? Dans ce cas, j'ai, moi-même, réclamé la liberté entière pour le médecin (comme je l'ai déjà dit), persuadé que de bien plus grands malheurs seraient le résultat d'une législation contraire. Sans cette liberté, par exemple, la nouvelle médecine, qui est la seule vraie, serait sans doute encore proscrite par toutes les facultés de l'Europe; mais j'ai eu tort, parce que j'ai confondu alors l'intérêt des doctrines avec quelques misérables intérêts de passions tout à fait personnelles. Liberté aux doctrines; mais répression des passions contraires à l'état social : tel doit être le vœu de la loi.

# QUATRIÈME QUESTION.

*D'après l'article 13 de la loi du 22 mars, sont exclus de la garde nationale les condamnés en police correctionnelle pour vol, escroquerie, etc.' — Ne peut-on pas demander si, dans l'esprit de cette loi, ne doivent pas être exclus, à fortiori, ceux autrement coupables que d'une simple soustraction d'argent ; ceux qui, pour un misérable intérêt, par colère ou par envie, exposent la vie des hommes ?*

L'autorité, lorsque cela dépend d'elle, doit donner l'impulsion à l'opinion publique, et la redresser lorsqu'elle s'égare. C'est dans ce sens, que le jugement du tribunal de Corbeil a déjà produit d'heureux résultats (1); mais de tels effets doivent être soutenus, si les pouvoirs veulent être conséquens et ne pas s'accuser eux-mêmes.

J'ai été forcé, par la calomnie, de soumettre ces questions au public éclairé ; mais elles me paraissent neuves et utiles. Si on les juge ainsi, je saurai gré à la calomnie de m'avoir inspiré.

---

(1) On vend moins de médecines : le public s'en porte mieux, et l'on voit moins de ces morts qui accusent les erreurs de l'art.

9 782329 231761